Bibliografische Information der Deutschen Nationalbibliothek:

Die Deutsche Bibliothek verzeichnet diese Publikation in der Deutschen National-bibliografie; detaillierte bibliografische Daten sind im Internet über http://dnb.d-nb.de/ abrufbar.

Impressum:

Copyright © 2007 GRIN Verlag, Open Publishing GmbH
Druck und Bindung: Books on Demand GmbH, Norderstedt Germany
ISBN: 9783640368136

Dieses Buch bei GRIN:

http://www.grin.com/de/e-book/130800/betriebliches-gesundheitsmanagement

Vassilis Anagnostou

Betriebliches Gesundheitsmanagement

GRIN Verlag

GRIN - Your knowledge has value

Der GRIN Verlag publiziert seit 1998 wissenschaftliche Arbeiten von Studenten, Hochschullehrern und anderen Akademikern als eBook und gedrucktes Buch. Die Verlagswebsite www.grin.com ist die ideale Plattform zur Veröffentlichung von Hausarbeiten, Abschlussarbeiten, wissenschaftlichen Aufsätzen, Dissertationen und Fachbüchern.

Besuchen Sie uns im Internet:

http://www.grin.com/

http://www.facebook.com/grincom

http://www.twitter.com/grin_com

Deutsche Sporthochschule Köln
Institut für Rehabilitation und Behindertensport
Spezialisierung: Erkrankungen des Stütz- und Bewegungsapparates
Wintersemester 2006/2007

Betriebliches Gesundheitsmanagement
(BGM)

Vorgelegt von:

Vassilis Anagnostou

Köln 2006

Inhalt

EINLEITUNG   - 2 -

DEFINITIONEN DES BGM   - 3 -

ARBEITSMARKT IM WANDEL (STANDORTBESTIMMUNG)   - 3 -

ZIELSETZUNG DES BGM   - 5 -

ORGANISATION DES BGM (STAKEHOLDER UND STEUERKREIS)   - 6 -

    AUßERBETRIEBLICHE STAKEHOLDER   - 7 -

    INNERBETRIEBLICHE STAKEHOLDER   - 7 -

    STEUERKREIS   - 8 -

RECHTLICHE GRUNDLAGEN UND FINANZIERUNG   - 10 -

    § 20 ABSATZ 2   - 11 -

    § 20 ABSATZ 3   - 13 -

    ZIELGRUPPEN UND ZUGANGSWEGE   - 13 -

LITERATUR   - 16 -

Einleitung

Auch für die moderne Wissens- und Dienstleistungsgesellschaften, in denen das Gesundheitswesen zu einem zentralen Wirtschaftsfaktor geworden ist, gilt: Ausschlaggebend für Wohlbefinden und Gesundheit sind in erster Linie die Lebens- und Arbeitsbedingungen. Die sozialepidemiologische Forschung hat in den vergangenen Jahrzehnten erheblich zur Analyse von Gesundheit und Krankheit ganzer Populationen und zur Aufklärung der sie bestimmenden Einflüsse beigetragen. Das Wissen über salutogene wie pathogene Einflüsse von Familie, Gemeinde und Arbeitswelt ist heute weit entwickelt. Die praktische Nutzung dieses Wissens in Gesundheitsförderung, Krankheitsprävention, Kuration und Rehabilitation findet selten oder gar nicht statt. Trotz des rhetorischen Aufwandes, der dazu gelegentlich betrieben wird, und entgegen allen einschlägigen Empfehlungen aus den Gesundheitswissenschaften (Badura, 2001). Das moderne BGM versucht die beschrieben Diskrepanz zwischen Wissensstand und Wirklichkeit aufzuheben. Leitprinzipien des BGM sind die Integration und die Partizipation. Es integriert die betrieblichen Aktivitäten zum Schutz des Menschen bei der Arbeit und zur gesundheitsförderlichen Gestaltung von Arbeitsinhalten, Arbeitsbedingungen und Arbeitsorganisation sowie die personenbezogenen Maßnahmen zur besseren Bewältigung des Arbeitsalltags. Das BGM gibt Orientierung für ein Verhalten der Beschäftigten, vor allem der Führungskräfte, das Sicherheit, Gesundheit und Wohlbefinden fördert. Erfolgreich kann es nur sein, wenn alle Beschäftigtengruppen aktiv beteiligt werden (vgl. Wienemann, 2002).

Forderungen zur Modifikation des Arbeitsplatzes bestehen nicht erst seit der Erstarkung des BGM in den 90er Jahren. Die geschichtliche Entwicklung lässt sich bis in das vorletzte Jahrhundert verfolgen. Maßnahmen zur Suchtprävention (um 1890) oder die Einführung der Reichsversicherungsordnung (1911) können als erste Indizien für die Auseinandersetzung mit den Schlagworten Arbeit und Gesundheit angesehen werden.

Innerhalb der Ausarbeitung soll versucht werden einen Überblick über die bedeutsamen Strukturen und die maßgeblichen Einflussfaktoren des BGM zu vermitteln. Bei genauerer Betrachtung eröffnet sich ein großes Betätigungsfeld für die Berufsgruppe der Sportwissenschaftler, die sich gerade im Bereich der Gesundheitsförderung innerhalb des BGM, gut platzieren können.

Definitionen des BGM

Wienemann (2002) beschrieb das BGM als „[…]die bewusste Steuerung und Integration aller betrieblichen Prozesse mit dem Ziel der Erhaltung und Förderung der Gesundheit und des Wohlbefindens der Beschäftigten"

In der Luxemburger Deklaration (1997) wird die *betriebliche Gesundheitsförderung* (BGF) definiert. Sie umfasst alle gemeinsamen Maßnahmen von Arbeitgebern, Arbeitnehmern und Gesellschaft zur Verbesserung von Gesundheit und Wohlbefinden am Arbeitsplatz.

Häufig werden die Begriffe BGM und BGF synonym verwendet, jedoch handelt es sich bei der BGF um einen Baustein des BGM. In den folgenden Kapiteln soll dies weiter vertieft werden. Bei genauerer Betrachtung der Definition nach Wienemann fällt auf, dass es innerhalb des BGM um einen multimodalen Ansatz handelt. Jeder innerbetriebliche Prozess soll entsprechend der bekannten Gesundheit erhaltenden und förderlichen Kriterien umstrukturiert werden. Dieses impliziert Maßnahmen die weit über den Einflussbereich einzelner Anspruchsteller (Stakeholder: z.B. Arbeitnehmer u. Arbeitgeber) des BGM hinausgehen und somit nicht per Definition der Luxemburger Deklaration folgen kann. Anzuführen wären hier beispielsweise rechtliche Rahmenbedingungen die sich außerhalb des Einflussbereiches der Stakeholder des BGM bewegen.

Arbeitsmarkt im Wandel (Standortbestimmung)

Zwei Faktoren beeinflussen den die Aktuelle Arbeitsmarktsituation insbesondere und können als maßgeblich für eine notwendige Etablierung des BGM angesehen werden.

1. Der demographische Wandel

2. Die Entwicklung von der Produktions- zur Dienstleistungsgesellschaft

Ein Wandel der Altersstruktur innerhalb der Bevölkerung führt aktuell verstärkt zu alternden Belegschaften. Damit geht auch eine Beeinflussung des Arbeitsmarktes durch altersbedingte Ausfälle (z.B. durch Erkrankungen des: Muskuloskeletalen-Systems, Herz-Kreislauf-Systems, etc.) einher.

Zudem ist festzustellen, dass der Wandel zur Dienstleistungsgesellschaft, die grundsätzlich geringeren körperlichen Belastungen ausgesetzt ist, nicht zu einer Reduktion sondern eher zu einer Erhöhung der Ausfalltage geführt hat. Die dargestellte Situation führt in der Folge zu Überbeanspruchung, Zunahme sozialer Konflikte, Mobbing, Motivationsverlust, Unzufriedenheit, Burnout und Vertrauensverlust in die Unternehmensführung, etc. Dies stellt wiederum eine erhöhte psychomentale und psychosoziale Belastungen für jeden Einzelnen dar (vgl. Mollenkopf, 2003).

Zielsetzung des BGM

Der Begriff Gesundheit wird im BGM ganzheitlich verwandt und zielt auf das physische, psychische und soziale Wohlbefinden.

Hierzu sollen die Arbeitsbedingungen optimiert und die Beschäftigten zu einer aktiven und gesunden Lebensführung befähigt werden. Es soll demzufolge sowohl eine Verhältnis- als auch eine Verhaltensprävention stattfinden. Demnach wird angestrebt gesundheitsgerechte und persönlichkeitsförderliche Arbeitsbedingungen zu schaffen.

Die Arbeitszufriedenheit und das Wohlbefinden am Arbeitsplatz soll gesteigert, Krankheiten am Arbeitsplatz vorgebeugt und Gesundheitspotentiale gestärkt werden.

Funktionieren wird dieses allerdings nur, wenn dabei auch die persönlichen Ressourcen der Mitarbeiter gestärkt werden. D.h. im Rahmen von Schulungsprogrammen sowohl das Bewusstsein für gesundheitsförderliches Verhalten zu erlernen als beispielsweise auch Strategien zur Konfliktlösung oder Mitarbeiterführung.

Grundsätzlich verbergen sich klare wirthaftliche Interessen hinter dem BGM. Unter anderem die Steigerung der Leistungsbereitschaft sowie der Gesundheitsquote. Final also eine Senkung der AU-Tage, die von hohem finanziellem Interesse für ein Unternehmen sind. Mollenkopf (2003) verdeutlichte in der unten dargestellten Abbildung die globalen Zielen des ganzheitlichen BGM.

Eine Verbesserung im Bereich der „Menschengerechten Arbeitsbedingungen" und eine Stärkung der „Persönlichen Ressourcen der Mitarbeiter", soll zu einem erhöhten Leistungspotential durch Lebensqualität am Arbeitsplatz führen, was wiederum in Unternehmenserfolg mündet.

Organisation des BGM (Stakeholder und Steuerkreis)

Am BGM sind eine Vielzahl unterschiedliche Personenkreise beteiligt. Die so genannten Stakeholder (engl. Interessenvertreter/Anspruchberechtigte) können innerhalb der Struktur des BGM Ansprüche stellen, oder Interessen eines beteiligten Personenkreises geltend machen. Der Begriff Stakeholder entstammt der Betriebswirtschaftlehre. Dabei repräsentiert er eine Art ganzheitlichen Ansatz in einem Unternehmen. Neben den Shareholdern, den Eigentümern sind auch die Stakeholder von Bedeutung. Zu den Stakeholdern gehören Eigentümer, Mitarbeiter, Kunden, Lieferanten, aber auch Staat und Gesellschaft.

Ein Teil der im Folgenden Erwähnung findenden Stakeholder sind im so genannten Steuerkreis vertreten. Der Steuerkreis bildet das zentrale Entscheidungs- und Verwaltungsorgan innerhalb des BGM. Seine Funktion wird im gleichnamigen Unterkapitel beschrieben.

Innerhalb des BGM wird zwischen innerbetrieblichen und außerbetrieblichen Stakeholdern unterschieden.

Nach dem Modell von Wienemann (2002) wird deutlich welche Inhalt im BGM umgesetzt werden können (s.u.). Hieraus ergibt sich die Notwendigkeit der Identifikation verschiedener Personenkreise (Stakeholder), die sich um deren Umsetzung kümmern.

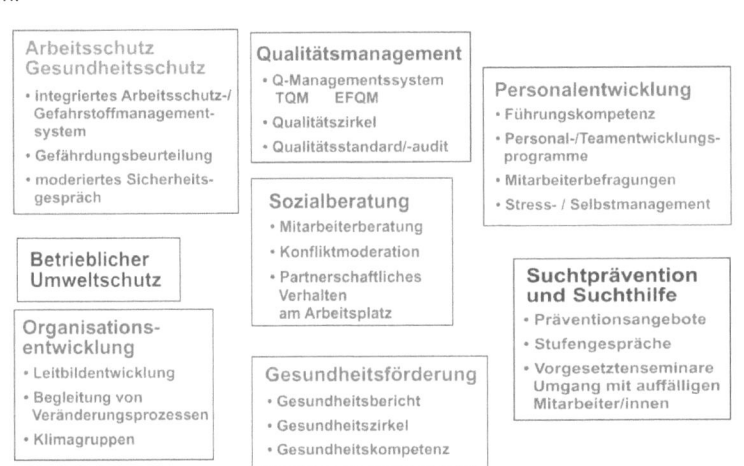

Außerbetriebliche Stakeholder

außerbetriebliche Stakeholder 1	Merkmal	außerbetriebliche Stakeholder 2	Merkmal
• Europäisches Netzwerk zur Gesundheitsförderung • Gewerkschaften • Arbeitgeberverbände	• kein direkter Einfluss auf das BGM • erstellt Richtlinien und Verordnungen die indirekt beeinflussen	• Krankenkassen • Unfallversicherung • Gewerbeaufsicht • BG	• Einflussnahme auf Arbeits- und Gesundheitsschutz des Unternehmens. • Finanzierung des BGM

Ergänzend sollte die Gruppe der externen Stakeholder erwähnt werden die weder über Richtlinien noch Weisungskompetenz verfügen. Diese können sich jedoch durch ihre Mithilfe am BGM beteiligen. Zu diesem Kreis zählen z.b. der Betriebssport, die Kantine oder Aus- und Fortbildungsprogramme etc. Diese Gruppen sind nicht in jedem Unternehmen repräsentiert, können aber auch einen Einfluss auf die Belange des BGM haben. Hier wäre beispielhaft eine gesündere Ernährung in der Kantine zu nennen.

Innerbetriebliche Stakeholder

innerbetrieblichen Stakeholder 1	Merkmal	innerbetrieblichen Stakeholder 2	Merkmal
• Unternehmens- bzw. Verwaltungsleitung • Betriebsrat bzw. Personalrat	Ständige Vertreter innerhalb des BGM ⋁	• Schwerbehindertenvertretung • Frauen- bzw. Gleichgestelltenbeauftragter	Optional innerhalb des BGM vertreten ⋁
• Betriebsarzt • Sicherheitsfachkraft bzw. Sicherheitsbeauftragter	Ständige Mitglieder des Steuerkreises	• Sozial- und Suchtberatung • Datenschutzbeauftragter	Optionale Mitglieder des Steuerkreises

Je nach Unternehmensstruktur d.h., ob es sich um ein öffentliches oder privates Unternehmen handelt, finden sich Unterschiede in der Bezeichnung und der Rechtlichen Grundlage der Stakeholder im BGM. So haben der Betriebs- bzw. Personalrat zwar grundsätzlich vergleichbare Aufgaben, jedoch unterschiedliche Rechtsgrundlagen. Die Aufgaben innerhalb des Steuerkreises sind jedoch identisch.

Die unter außerbetriebliche Stakeholder 2 aufgeführten Personengruppen werden am BGM beteiligt sofern sie sich innerhalb eines Betriebes Befinden. Ihre Benennung obliegt den vorgegebenen rechtlichen Grundlagen. D.h. ein Betrieb benötigt z.B erst dann einen Schwerbehindertenbeauftragten wenn sich auch wirklich ein behinderter Mitarbeiter im Unternehmen befindet. Diese Stakeholder sind quasi an eine Art rechtliche Wenn-Dann-Funktion gekoppelt.

Steuerkreis

Mollenkopf (2003) macht mit seinem Modell des Steuerkreises (SK) die Zentrale Aufgabe dieses Gremiums eindrucksvoll deutlich (s.u.). Den Steuerkreis umgebend finden sich Arbeitkreise. Diese sind für die konkrete Umsetzung der einzelnen Beschlüsse des SK verantwortlich.

Der Steuerungskreis versteht sich als integriertes Managementsystem. Laut Weigel und Weinrich (2000), versucht man durch ein integriertes Management Unternehmensabläufe untergleichzeitiger Berücksichtigung mehrerer unterschiedlicher Perspektiven zu

Notfall- und Krisenmanagement

Was:
Pläne
Checklisten
Erste Hilfe Organisation

Wer:
Krisenstab
Sicherheitsfachkräfte
Sicherheitsbeauftragte
Betriebsarzt
Personalvertretung
Schwerbehindertenvertretung

Arbeitsschutzmanagement

Was:
Arbeitsplatzbegehungen
Gefährdungsbeurteilung
Planungsstab neue Arbeitsplätze
Arbeitsmed. Untersuchungen

Wer:
Sicherheitsfachkräfte
Sicherheitsbeauftragte
Betriebsarzt
Personalvertretung
Frauenbeauftragte

Mitarbeiterbeteiligung

Was:
Mitarbeiterbefragungen
Gesundheitszirkel
Kummerkasten

Wer:
Mitarbeiter
Vorgesetzte
Betriebsarzt
Sicherheitsfachkräfte
Sicherheitsbeauftragte
Personalvertretung
ggf. Dienstleister

Steuerungskreis Gesundheitsmanagement

Was:
Koordination und Kontrolle
Prozessverbesserung
Organisationsentwicklung
Arbeitsschutzausschuss
Gesundheitsbericht

Wer:
Unternehmensleitung
Personalabteilung
Personalvertretung
Betriebsarzt
Sicherheitsfachkräfte
Sicherheitsbeauftragte
Frauenbeauftragte
Schwerbehindertenvertretung
Datenschutzbeauftragter

Gesundheitsförderung

Was:
Betriebssport
Pausengymnastik
Fitnessraum
gesunde Verpflegung
Ernährungsberatung
Vorträge, Infomaterial
Stressbewältigung
Impfaktionen
Reisemedizinische Beratung
ärztl. Gesundheitschecks
Verkehrstraining

Wer:
Betriebsarzt
Personalvertretung
Krankenkassen
ggf. Dienstleister
Kantinenwirt

Fehlzeitenmanagement

Was:
individuelle Fehlzeitenbetreuung
Rehabilitation
Begrüßungsgespräch
Rückkehrgespräch
Fehlzeitengespräch

Wer:
Betriebsarzt
Vorgesetzte
Personalabteilung
Personalvertretung
Schwerbehindertenvertretung

Suchtprävention

Was:
Alkohol- und ggf. Rauchverbot
Raucherentwöhnungsprogramm
Vorträge, Infomaterial
Betriebsvereinbarung Sucht

Wer:
Personalabteilung
Sicherheitsfachkräfte
Personalvertretung
Betriebsarzt

Personalmanagement

Was:
Personalauswahl
Medizin. Eignungsuntersuchungen
Personalbetreuung
Personalentwicklung
Führungsseminare
Konfliktbewältigung
Betriebsvereinbarung Mobbing

Wer:
Personalabteilung
Betriebsarzt
Personalvertretung
Schwerbehindertenbeauftragter

steuern. Ein solches Managementsystem benötigt für eine erfolgreiche Umsetzung eine erhöhte Kompromissbereitschaft und eine konstruktiven Kooperation aller beeinflussenden Teilbereiche (Weigel & Weinrich, 2000). Dies bedeutet eine Einbeziehung aller hierarchischen Strukturen in einem Unternehmen. Durch die Beteiligung vieler Perspektiven können Probleme und vor allem Belastungen von vielen Seiten durchleuchtet und Lösungsvorschläge diskutiert werden. Die Zusammensetzung des Steuerungskreises umfasst Vertreter aller Teilbereiche, d.h. Experten aller Stakeholder, die sich in dieser Ausarbeitung nur auf die internen Interessenvertreter konzentrieren (s. Modell Mollenkopf, 2003). Dadurch wird eine Integration der einzelnen Fachkompetenzen gewährleistet (Badura, Ritter & Scherf, 1999). Wichtig ist hier bei zu dem, dass Vertreter der Unternehmensleitung dem Steuerungskreis angehören, um Beschlüsse und Umsetzungen abzusegnen (BSUGV, 2006,). Laut dem BSUGV (2006) werden in so genannten Steuerungskreissitzungen (SK-Sitzungen) regelmäßig einzelne Sachgebiete nacheinander diskutiert. Das BSUGV (2006) stellt heraus, das die Zusammensetzung der Teilnehmer je nach Thematik variieren kann. Das Gremium erarbeitet Grobkonzeptionen, legt Ziele fest, trifft Entscheidungen und tauscht Informationen aus. Darüber hinaus zählen zu seinen Aufgaben:

- Beschließung und Kontrolle von Maßnahmen
- Messen von Erfolgen (Evaluation)
- Kommunikation
- Festlegung des Programms für die Gesundheitsförderung
- Genehmigung von Ressourcen für Verbesserungsmaßnahmen (personell und finanziell)
- Benennung der Verantwortlichen zur Umsetzung

Der Steuerungskreis sollte eine Transparenz der Entscheidungen für alle im Betrieb gewährleisten, so dass sich alle auf dem gleichen Informationsstand befinden und in Entscheidungsprozesse eingebunden werden. Die Veröffentlichung sollte über Aushänge, E-Mail, Handzettel oder ähnliches geschehen (WEIGL & WEINRICH, 2000; BSUGV, 2006). Für die Dokumentation der Beschlüsse oder Entscheidungen werden im SK Sitzungsprotokolle angefertigt. Hier wird das Datum, die Teilnehmer, der Sitzungsleiter und Protokollführer eingetragen. Zu jedem Tagesordnungspunkt (TOP) gibt es bestimmte Berichterstatter, die den SK informieren. Der Sachstand wird analysiert und Maßnahmen beschlossen. Hierbei wird auch eine Person bestimmt, die den Beschluss durchführt und festgelegt, bis wann dieser zu erledigen ist (BSUGV,

2006). Diese Protokolle sind dann meist Gegenstand der darauf folgenden Sitzung, um die Maßnahmen zu evaluieren.

Zu den weiteren Arbeitsgrundlagen zählen im SK:

- Fortschreibung des Betriebshandbuches
- Betrieblicher Gesundheitsbericht der Krankenkassen
- Ergebnisse der Mitarbeiterbefragung
- Protokolle der Gesundheitszirkel
- Manöverkritik
- Vorschläge aus dem Vorschlagwesen
- usw.

Weitere Arbeitsgrundgrundlagen des SK können im Bericht des BSUGV (2006) nachgelesen werden.

Rechtliche Grundlagen und Finanzierung

Das BGM fußt rechtlich, und damit auch finanziell, auf vier Gesetzestexten der Bundesrepublik Deutschland. Dazu zählen:

- das Arbeitsschutzgesetz,
- das SGB V und im speziellen § 20,
  (Gesetzliche Krankenversicherung)
- das SGB VII,
  (Gesetzliche Unfallversicherung)
- und das SGB IX hier speziell § 84
  (Rehabilitation und Teilhabe behinderter Menschen).

Um einen groben Überblick zu der Einflussnahme der Gesetzgebung auf das BGM zu ermöglichen sollen exemplarisch der § 20 Absatz 2 und 3 des SGB V beschrieben werden. Diese Absätze beschäftigen sich mit der Umsetzung und Finanzierung der betrieblichen Gesundheitsförderung innerhalb des BGM.

Sieht man in der Struktur des BGM ein sportwissenschaftliches Betätigungsfeld, so sollte zwingend eine Auseinandersetzung mit den rechtlichen Rahmenbedingungen stattfinden. Allein über die Kenntnis der rechtlichen Grundlagen erschließen sich mögliche Finanzierungsmodelle für das BGM. Es ist nicht davon auszugehen, dass sich klein und mittelständische Unternehmen dem temporär „zusätzlichen" Kostendruck, bei der Einführung des BGM, aussetzen, ohne die Möglichkeit der Nutzung äußerer Ressourcen (finanzielle Mittel, Sachverstand).

Jedes Gesetzbuch regelt die Zuständigkeit einzelner Kostenträger innerhalb des BGM. Dabei werden vor allem Krankenkassen, Unfallversicherung, Gewerbeaufsicht und die Berufsgenossenschaften angesprochen, die bereits als außerbetriebliche Stakeholder Erwähnung fanden.

§ 20 Absatz 2 (SGB V)

Die Krankenkassen können den Arbeitsschutz ergänzende Maßnahmen der *betrieblichen Gesundheitsförderung* durchführen. Dieses erfolgt in enger Zusammenarbeit mit den gesetzlichen Unfallversicherungen. Sofern anzunehmen ist, dass eine Beeinträchtigung als Folge einer arbeitsbedingten körperlichen Belastung vorliegt, müssen die Krankenkassen dieses den für den Arbeitsschutz zuständigen Stellen und dem Unfallversicherungsträger mitteilen.

Die *Arbeitsgemeinschaft der Spitzenverbände der Krankenkassen* ist aufgefordert entsprechende Maßnahmen zu planen (vgl. SGB V § 20 Abs. 2)

Grundsätzlich ist es die Aufgabe der Unfallversicherungsträger mit allen geeigneten Mitteln Arbeitsunfälle, Berufskrankheiten und sowie arbeitsbedingte Gesundheitsgefahren zu verhüten(vgl. IKK, 2006).

Als Zugangsweg wird hierbei der *Setting Ansatz* gewählt, der sich jeweils auf einen Speziellen Betrieb oder Gruppen von Betrieben mit ähnlichen Arbeitsinhalten bezieht. Wie in der Primärprävention werden verschiedene Handlungsfelder und Präventionsprinzipien vorgegeben, in denen sich die BGM bewegen soll. Diese unterteilen sich in:

- *Arbeitsbedingte körperliche Belastungen*

  Präventionsprinzip: Vorbeugung und Reduzierung arbeitsbedingter Belastungen des Bewegungsapparates

- *Betriebsverpflegung*

  Präventionsprinzip: Gesundheitsgerechte betriebliche Gemeinschaftsverpflegung

- *Psychosoziale Belastungen (Stress)*

  1. Präventionsprinzip: Förderung individueller Kompetenzen zur Stressbewältigung am Arbeitsplatz

  2. Präventionsprinzip: Gesundheitsgerechte Mitarbeiterführung

- *Suchtmittelkonsum*
1. Präventionsprinzip: Rauchfrei im Betrieb
2. Präventionsprinzip: "Punktnüchternheit" (Null Promille am Arbeitsplatz) bei der
Arbeit

Im Hinblick auf die betriebliche Gesundheitsförderung im Setting Ansatz ergeben
sich für die beteiligten Anbieter (der Dienstleistung), Krankenkassen und Betriebe
zusätzliche Anforderungen, die von denen der Primärprävention zu unterscheiden
sind. Sehr wohl gibt es die allgemeinen Anforderungen der Arbeitsgemeinschaft der
Spitzenverbände nach Bedarf, Wirksamkeit, Zielgruppe, Ziel der Maßnahme, Inhalt,
Methode und Anbieterqualifikation zu arbeiten. *Anbieter* müssen Nachweise über
den effektiven Einsatz ihrer Ressourcen (Qualitätsmanagement) sowie die Wirksamkeit der Maßnahme durch Dokumentation und anschließende Evaluation (evidenzba-
siert) erbringen. Weiterhin dürfen nur Dienstleister Angebote einbringen die sich
durch eine spezielle Ausbildung dazu qualifizieren. *Die Krankenkassen* sind aufgefordert ein Konzept, in Abstimmung mit den Betrieben und den Vertretern Unfallversicherungen, für eine Maßnahme zu erstellen, das sich am betrieblichen Bedarf ori-
entiert. Hierzu gilt es die Risiken, Risikofaktoren und Gesundheitspotentiale der Beschäftigten innerhalb eines Interventionsbetriebes zu ermitteln. Deren Analyse wird
unter anderem durch Arbeitsunfähigkeits-Analysen, Gefährdungsermittlung, arbeits-
medizinische Untersuchungen, betriebliche Gesundheitszirkel, Mitarbeiterbefragungen usw. durchgeführt. Das europäische Netzwerk zur betrieblichen Gesundheitsförderung hat seit 1999 Kriterien zur Sicherung der Qualität betrieblicher Gesundheitsförderung entwickelt. Basierend hierauf haben die Krankenkassen vorgeschlagen die
Gesundheitsförderung nur dann zu finanzieren wenn die folgenden Kriterien erfüllt
werden:
- Es existiert eine Unternehmensleitlinie zur betrieblichen Gesundheitsförderung
  oder ein Äquivalent (Handbuch betriebliches Gesundheitsmanagement).
- Mitarbeiter bzw. deren gewählte Vertreter (Betriebs- bzw. Personalrat) werden an
  Entscheidungen in Gesundheitsfragen beteiligt.
- Gesundheitsförderungsmaßnahmen basieren auf einer regelmäßig aktualisierten
  Ist- Analyse (SK-Sitzungen).
- Maßnahmen werden durch ein internes Gremium gesteuert (Steuerkreis).
- Alle Maßnahmen sind in eine regelmäßige Auswertung und Begleitung eingebun-
  den (Dokumentation und Evaluation im Steuerkreis).

- Die Ergebnisse von Maßnahmen werden dokumentiert und sind zugänglich.

Eine Anwendung dieser Kriterien auf der Ebene von Klein- und Kleinstbetrieben wird bisher nicht vorgenommen. Vorgaben für Betriebe dieser Größenordnung müssen erst noch entwickelt werden(vgl. IKK, 2006).

§ 20 Absatz 3 (SGB V)

Zur Finanzierung der Vorhaben aus Absatz 1 und 2 wurden die Versicherungen für das Jahr 2000 zur Zahlung von 2,56€ je Versicherten verpflichtet. Dieser Betrag wird jährlich aufgrund diverser Bezugsgrößen, wie z.b. der Inflationsrate, angepasst (vgl. SGB V § 20 Abs. 3).

Im Schnitt haben die gesetzlichen Krankenkassen im Jahr 2004 für die primäre Prävention 2,03 € pro Versicherten ausgegeben, gesetzlich vorgeschrieben waren 2,70€ (vgl.BMG, 2005). Bemerkenswert ist, dass:

1. der aufzuwendende Gasamtbetrag für die betriebliche Gesundheitsförderung, gemessen am Volumen der jährlichen Ausgaben innerhalb des Gesundheitssystems, verschwinden gering ist.

2. dieser Betrag nicht ausgeschöpft wird!

Zielgruppen und Zugangswege

Grundsätzlich ergeben sich für die betriebliche Gesundheitsförderung zwei Zugangswege zur Erfüllung der allgemeinen Ziele. Der Leitfaden Prävention beschreibt diese wie folgt(vgl. IKK, 2006):

1. *Der Setting Ansatz*:

    Interventionen, die primär auf Lebensräume abzielen und durch Strukturbildung Gesundheit fördern.

2. *Der Individuelle Ansatz*:

    Interventionen, die auf den einzelnen Menschen und sein Verhalten ausgerichtet sind und die die individuellen Fähigkeiten und Möglichkeiten einer gesunden, Störungen und Erkrankungen vorbeugenden Lebensführung aufzeigen.

Wie bereits erwähnt steht im BGM der Setting Ansatz im Vordergrund. Hierdurch soll auf die Arbeitsbedingungen Einfluss genommen werden. Dieses geschieht unter anderem über:

- Schaffung einer gesunden physikalischen und psycho-sozialen Umwelt,

- Integration der Gesundheitsförderung, Bildung und Erziehung in die Prozesse des Alltages,
- Verknüpfung mit anderen Settings durch Netzwerke und Allianzen (vgl. IKK, 2006)

Es liegt also nahe diesen Ansatz auf das *Setting Unternehmen/Betreib* zu übertragen.

Natürlich können auch spezielle Maßnahmen wie beispielsweise die berufliche Reintegration (z.b. nach Arbeitsunfall) im Rahmen des Individuellen Ansatzes durchgeführt werden. Grundsätzlich gilt es herauszustellen, dass die Krankenkassen nur diejenigen Unternehmen als förderungswürdig erachten, die einen „angemessenen Anteil" an Eigen- oder Drittmitteln aufbringen können um eine Maßnahmen zu finanzieren.

Weiterhin geben die Krankenkassen Handlungsfelder für die Betätigung innerhalb des BGM heraus. Die Auswahl der gewählten Handlungsfelder begründet sich in der statistisch belegten Häufigkeit verschiedener Krankheitsarten die epidemiologisch bedeutsam sind. Hierzu zählen:

- Probleme im Bereich des *Muskel-Skelettsystems*, insbesondere Rückenbeschwerden, Arthrosen, Osteoporose, Inkontinenz
- Probleme im *metabolischen Bereich*, insbesondere anormale Werte des Blutzuckers, des Blutdrucks, der Lipidparameter, des Gewichts
- Probleme im Bereich des *Herz-Kreislauf-Systems* sowie des respiratorischen Systems, insbesondere Einschränkungen im Hinblick auf die Herz-Kreislauf-Leistungsfähigkeit sowie die Atmungs- und Lungenfunktionsgrößen
- Probleme im *psychischen und psychosomatischen Bereich*, z.B. Depressivität, Muskelverspannungen, psychovegetative Probleme, allgemeines psychisches Missbefinden

Andere Maßnahmen werden nicht finanziert.

Alle Anbieter im Bereich des individuellen Ansatzes müssen sich bereit erklären die durchgeführten Maßnahmen von den Krankenkassen evaluieren zu lassen. Die vorgeschriebene Dauer eines Kurses liegt bei acht bis zehn Einheiten. Alle Krankenkassen sind angehalten auf Alternativangebote zu verweisen (z.B. von Sportvereinen oder Volkshochschule etc.), erstatten aber nicht die Mitgliedsbeiträge für diese Angebote (vgl. IKK, 2006).

Fazit

Das BGM ist eine sehr komplexe Struktur die vielen Einflussfaktoren unterliegt. Auch wenn es sich aufgrund dieser Tatsache sicherlich häufig schwierig gestaltet Beschlüsse innerhalb des BGM durchzusetzen, so zeigen doch die Ergebnisse aus nunmehr 16 Jahren Anwendung Erfolge.

Grundsätzlich gilt es sich in Teilbereich des BGM einzuarbeiten und bereits gemachte Erfahrungen anderer Unternehmen positiv zu nutzen. Dieses wird z.b. durch Netzwerkstrukturen (Europäisches Netzwerk zur Gesundheitsförderung) sowie externe Dienstleister, die sich bereits mit dem BGM auseinandergesetzt haben, erleichtert. Allgemein sollte deutlich geworden sein, dass es für die Sportwissenschaften eine Vielzahl an möglichen Handlungsfeldern, gerade in der BGF, gibt:

- Beratung / Schulung
- Arbeitsplatzbegehung und Vorschläge zur ergonomischen Umgestaltung
- Entwurf und Durchführung von präventiven Trainingsprogrammen
- Analyse der arbeitsplatzspezifischen Belastung und Entwurf eines kompensatorischen Trainings
- usw.

Leider bedarf es noch einiger struktureller Veränderungen der globalen Ansätze im BGM um dieses auch für kleine und mittelständische Unternehmen nutzbar zu machen. Aktuell ist es für diese nur schwer möglich ohne weiteres in das BGM einzusteigen, da die Anforderungen an die personellen Ressourcen zu hoch sind. Aber gerade aus dieser Begebenheit lässt sich eventuell im Sinne der Sportwissenschaften, als kleiner externer Dienstleister, Profit schlagen. Ausgestattet mit einem guten Konzept, das sich beispielsweise über die Kassen finanzieren lässt, sind hier Zugangswege auf den Arbeitsmarkt gegeben.

Auf die Schilderung einzelner Beispiele des BGM wurde bewusst verzichtet. Die Quellenlage ist als mangelhaft zu bezeichnen und kleinere Dienstleister lassen sich ungern, aus Angst vor Ideenklau, hinter die Kulissen blicken. Die Zahl der Großunternehmen in Deutschland die die Luxemburger Deklaration unterschrieben haben und sich somit auch zu den Inhalten des BGM stehen steigt stetig. Für weitere Informationen empfiehlt es sich bei diesen Unternehmen nach den bereits durchgeführten Maßnahmen zu recherchieren.

Literatur

Badura, B. (2001). Betriebliches Gesundheitsmanagement. *Was ist das, und wie lässt es sich erfolgreich praktizieren?* Bundesgesundheitsblatt - Gesundheitsforschung - Gesundheitsschutz. Springer-Verlag (44:780–787)

Badura, B.,Ritter, W.& Scherf, M. (1999). Betriebliches Gesundheitsmanagement: ein Leitfaden für die Praxis. Berlin: Rainer Bohn Verlag. (Forschung aus der Hans-Böckler-Stiftung; 17)

BSUGV (2006).Ganzheitliches betriebliches Gesundheitsmanagement: Handlungsleitfaden für Unternehmen ab ca. 50 Mitarbeiter. http://www.stmugv.bayern.de/de/gesundheit/giba/betrieb/doc/bgm_leitfaden.pdf.

Bundesministerium für Gesundheit (Hrsg.) (2005).Pressemitteilung, *Praevention* http://www.bmg.bund.de/cln_040/nn_599776/DE/Presse/Pressemitteilungen/Presse -BMGS-1-2005/PM-08-03-2005-6946,param=.html__nnn=true, (Abruf am 09.10.2006)

Juris (Hrsg.). SGB V , http://bundesrecht.juris.de/bundesrecht/sgb_5/gesamt.pdf (Abruf am 10.11.2006)

IKK-Bundesverband (Hrsg.) (2006). Leitfaden Prävention; Gemeinsame und einheitliche Handlungsfelder und Kriterien der Spitzenverbände der Krankenkassen zur Umsetzung von § 20 Abs. 1 und 2 SGB V vom 21. Juni 2000 in der Fassung vom 10. Februar 2006 , Bergisch Gladbach, http://www.ikk.de/ikk/generator/ikk/fuermedizinberufe/praevention/3236.pdf (Abruf am 10.11.2006)

MOLLENKOPF, C. (2003). Ganzheitliches Betriebliches Gesundheitsmanagement. Handlungsleitfaden. Zur Verfügung gestellt vom Bayerischen Staatsministerium für Umwelt, Gesundheit und Verbraucherschutz

WHO (1997). Luxemburger Deklaration http://www.oekobriefe.de/archiv/material/bgf-eu-lux-dekl.pdf Stand: 01.12.2006

WEIGL, C. & WEINRICH, I. (2000). Integriertes betriebliches Gesundheitsmanagement. Moderne Unfallverhütung,44, 39-43.

WIENMANN, E.(2002). Betriebliches Gesundheitsmanagement. Referat zum 1.Kongress für betrieblichen Arbeits- und Gesundheitsschutz Gesünder arbeiten in Niedersachsen. www.wa.uni-hannover.de/wa/konzepte/WA_BGMKonzept.pdf. (Zugriff am12.April2006)

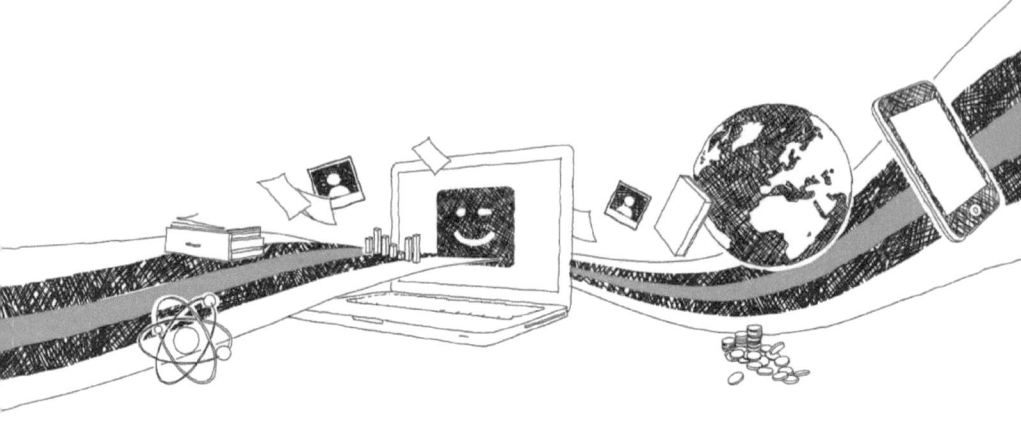
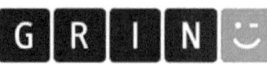